颈肩腰

自我保健操

主编 刘明军 陈邵涛

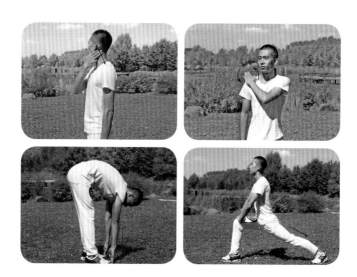

中国中医药出版社
·北京·

图书在版编目（CIP）数据

颈肩腰自我保健操 / 刘明军，陈邵涛主编 . —北京：中国中医药出版社，
2016.1

ISBN 978-7-5132-2954-8

Ⅰ. ①颈… Ⅱ. ①刘… ②陈… Ⅲ. ①颈 - 保健操 ②肩 - 保健操 ③腰部
- 保健操 Ⅳ. ① R681.5

中国版本图书馆 CIP 数据核字（2015）第 283649 号

中 国 中 医 药 出 版 社 出 版
北京市朝阳区北三环东路 28 号易亨大厦 16 层
邮政编码 100013
传真 010 64405750
北京市启恒印刷有限公司印刷
各地新华书店经销

＊

开本 880×1230 1/32 印张 1.875 字数 39 千字
2016 年 1 月第 1 版 2016 年 1 月第 1 次印刷
书 号 ISBN 978-7-5132-2954-8

＊

定价 15.00 元
网址 www.cptcm.com

前　言

　　随着社会的发展，学习、工作环境的改变和生活节奏的不断加快，现代人亚健康状况日趋年轻化，尤其是颈、肩、腰部的急性损伤和慢性劳损，极大地影响了人们的生活质量和工作效率。

　　推拿是人类最古老的医疗方法之一，经过几千年的发展，形成了其操作简便、疗效显著、无副作用、感觉舒适、易于接受等特点。由推拿按摩疗法演化而来的保健推拿，对人体疾病的预防和日常养生更是有着独特的作用。编者通过多年的针灸推拿临床、教学经验，根据推拿治疗疾病的作用原理，结合颈、肩、腰部生理特点和运动形式，传承创新、反复推敲、亲身实践、试点操作、不断改进，创编出《颈、肩、腰自我保健操》一书，旨在引起大家重视健康的同时，能通过简便易行的自我保健操，有效防治颈、肩、腰部的常见疾病，消除其对人们生活、工作造成的不利影响。

　　本书详细介绍了颈、肩、腰保健操，以及相关穴位、注意事项，通过真人动作示范，文字细解动作，使保健操生动直观、容易理解，加之动作简单、易于学习、实用性强、效果明显的特点，可以作为广大读者养生保健、防治相关疾病的指导书，亦可作为从事康复、保健教学和临床工作者的参考书，为家庭"肘后必备书"。

　　限于编写时间紧张，水平有限，书中可能存在不足之处，希望广大读者在使用过程中多提宝贵意见，以便再版时修订，日臻完善。

刘明军

2015年5月1日

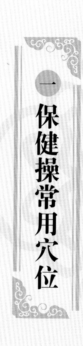

一 保健操常用穴位

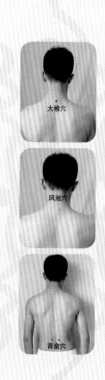

大椎穴

风池穴

肾俞穴

大椎穴

❀ 【定位】

在项部，后正中线上，第七颈椎棘突下凹陷中。

❀ 【取法】

正坐位低头时，颈后隆起最高点下方凹陷处取穴。

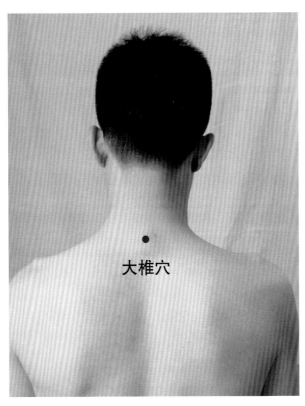

图1-1　大椎穴

风池穴

【定位】

在项部，枕骨之下，胸锁乳突肌与斜方肌上端之间的凹陷中。

【取法】

俯卧位或者正坐位，项后枕骨下两侧凹陷处，当斜方肌上部与胸锁乳突肌上端之间取穴。

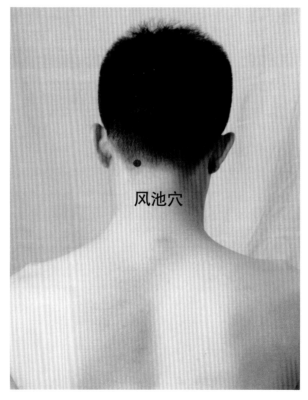

图1-2　风池穴

肾俞穴

❋【定位】

在腰部，当第二腰椎棘突下，旁开1.5寸。

❋【取法】

俯卧位，与脐相平处为第二腰椎，再于第二腰椎旁1.5寸处取穴。

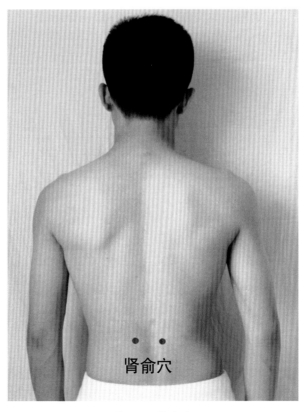

图1-3　肾俞穴

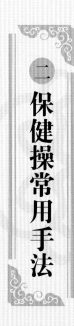

二 保健操常用手法

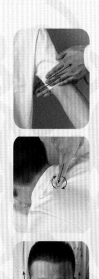

搓法

❋ 【定义】

　　用双手掌面夹住肢体或单手平压住肢体，以双手或单手掌面着力于施术部位，做交替搓动或往返搓动，称为搓法。

❋ 【操作】

　　以双手掌面夹住施术部位，受术者肢体放松。以肘关节和肩关节为支点，前臂与上臂部主动施力，做相反方向的较快速搓动，并同时做上下往返移动。

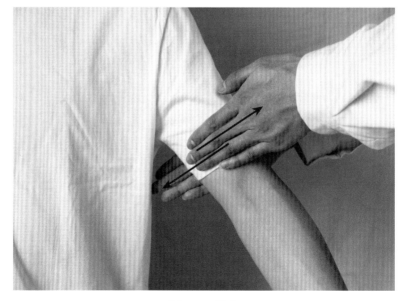

图2-1　搓法

按揉法

【定义】

    按揉法是由按法与揉法结合而成。

【操作】

    中指伸直，食指搭于中指远端指间关节背侧，腕关节微屈，用中指罗纹面着力于一定的治疗部位。以肘关节为支点，前臂做主动运动，带动腕关节和中指螺纹面在施术部位上做节律性按压揉动，频率每分钟120~160次。

    按揉法宜按揉并重，将按法和揉法有机结合，做到按中含揉，揉中寓按。

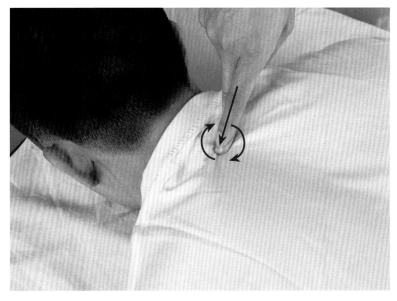

图2-2　按揉法

端提法

❋ 【定义】

　　端提法是指双手同时协同用力，向上端提头部的手法。

❋ 【操作】

　　坐位，以双手拇指端和螺纹面分别顶按住两侧枕骨下方风池穴

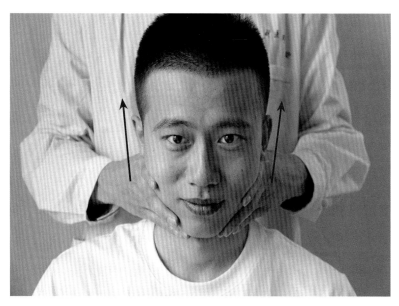

图2-3（1）　端提法正面观

处，两掌分置于两侧下颌部，以托挟助力。然后掌指及臂部同时协调用力，拇指上顶，双掌上托，缓慢地向上端提，使颈椎在较短时间内得到持续牵引。

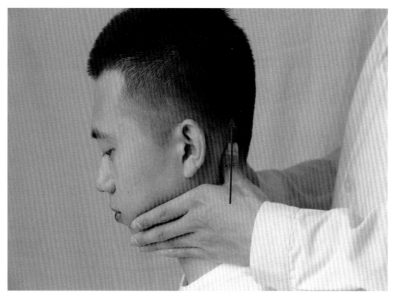

图2-3（2） 端提法侧面观

抹法

✤【定义】

　　以手指螺纹面或掌面着力，紧贴于体表一定部位，做上下或左右直线或弧形曲线的往返抹动的手法，称为抹法。

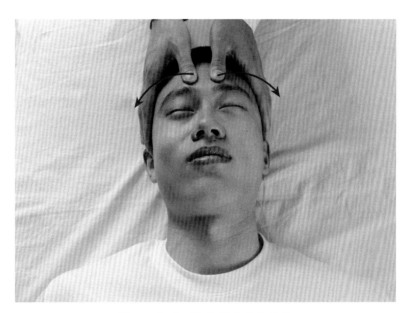

图2-4（1）　抹前额（正面观）

❀【操作】

　　以手指螺纹面或手掌面置于一定的部位上。肘关节和肩关节为双重支点，前臂主动施力，腕关节放松，做上下或左右直线的往返抹动。

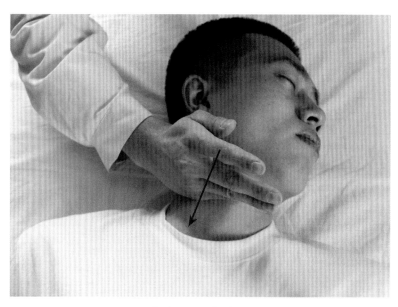

图2-4（2）　抹颈部（侧面观）

摩法

【定义】

　　用手掌在体表做环形摩动的手法，称为摩法。

【操作】

　　手掌自然伸直，腕关节略背伸，将手掌平放于体表施术部位上。以肘关节为支点，前臂主动运动，使手掌随同腕关节连同前臂做环旋或直线往返摩动。

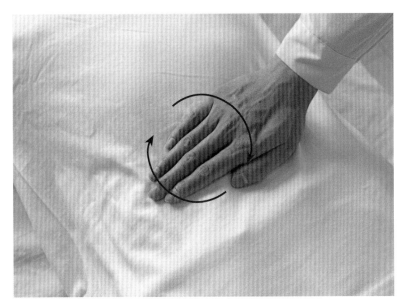

图2-5　摩法

点按法

* 【定义】

　　点按法是由点法与按法结合而成。

* 【操作】

　　拇指伸直，其余4指置于相应位置以助力。以拇指端着力于穴位上，前臂与拇指主动发力，进行持续性垂直方向的点按。

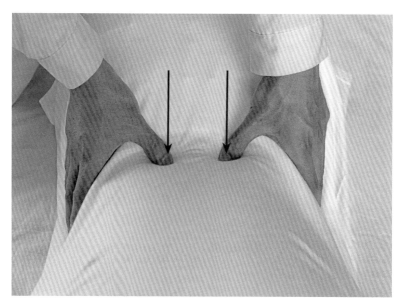

图2-6　点按法

叩法

【定义】

以手指的小指侧，或空拳的底部击打体表一定部位，称为叩法。

【操作】

手握空拳，腕关节略背伸。前臂部主动运动，以拳的小鱼际部和小指部节律性击打施术部位。操作熟练者，可发出"空空"的声响。

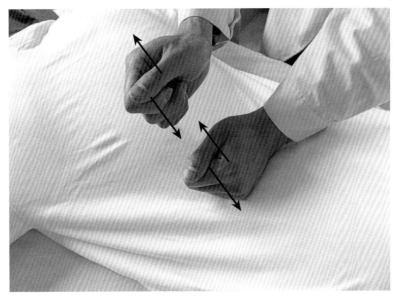

图2-7　叩法

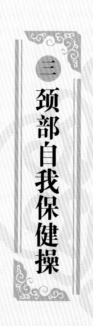

三 颈部自我保健操

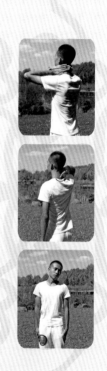

颈部操

❈【预备动作】

　　自然站立，双足分开，与肩等宽，双臂自然下垂，平视前方，自然呼吸，全身放松。

❈【双手搓颈】

　　先将双手搓热，然后快速置于颈部，做前后方向的推搓，以透热为度。

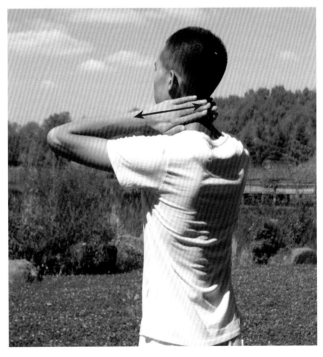

图3-1　双手搓颈

【按揉大椎】

以一手中指置于颈后大椎穴处，按揉一分钟。

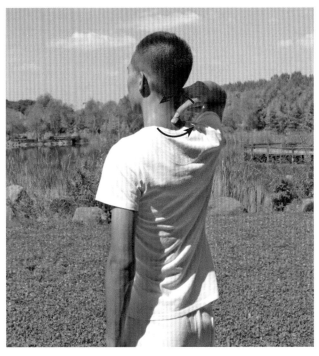

图3-2　按揉大椎

【左右侧颈】

正视前方；先将头向左侧缓慢倾斜，至最大限度，保持5秒钟；再将头向右侧缓慢倾斜，至最大限度，保持5秒钟。左右各操作10次。

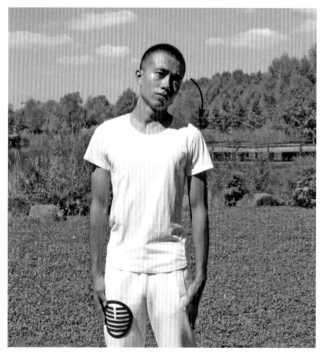

图3-3（1） 左侧颈

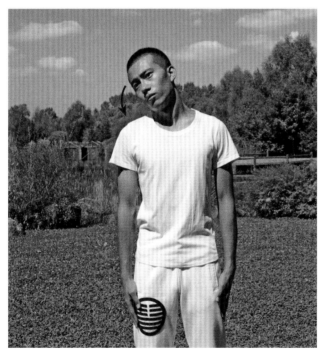

图3-3（2） 右侧颈

【左右旋颈】

目平视；分别向左、右两侧缓慢旋转头部，至最大限度后，保持5秒钟。左右各操作10次。旋转幅度可逐渐由小增大。

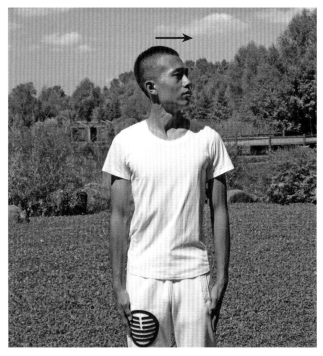

图3-4（1） 左旋颈

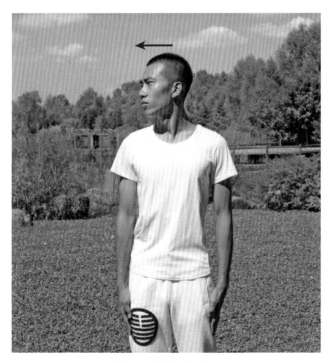

图3-4（2） 右旋颈

【端提拔伸】

双手拇指外展，按压两侧风池穴；余指伸直并拢，置于两侧面颊部；双手同时向上端提头部，端提至最大限度时，停留5秒钟。反复操作10次。

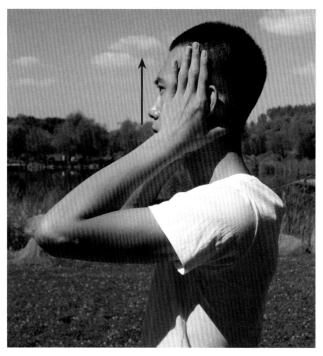

图3-5　端提拔伸

❀【推抹桥弓】

先将头向左旋转至最大限度，眼睛看向左肩；左手食、中、无名指伸直并拢，以三指指腹至上而下推抹桥弓（耳后乳突至同侧锁骨上窝的连线）。同法操作对侧。左右各操作10次。

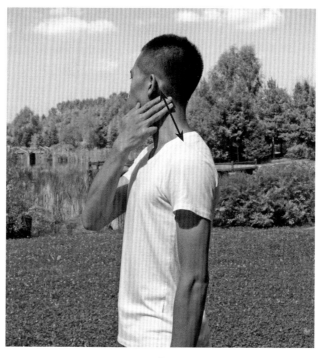

图3-6　推抹桥弓

❁【头手相争】

　　将双手交叉置于枕部；双手向前用力，头颈向后用力，相互发力对抗8～10次，每次对抗5秒钟。

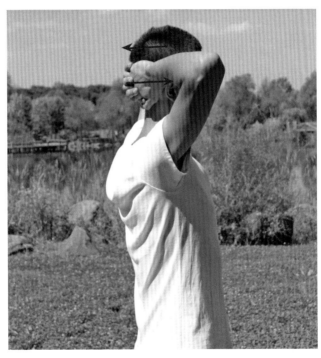

图3-7　头手相争

【仰首望天】

目平视；将双手交叉，上举过头，掌心向上，缓慢仰视手背5～10秒；恢复起始体位，休息3～5秒钟，重复动作一次。整个动作可重复进行8～10次。

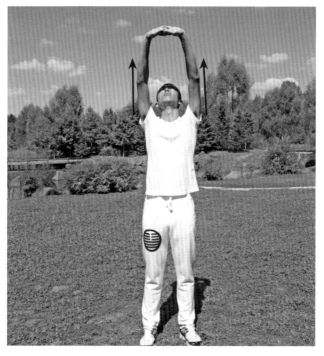

图3-8　仰首望天

动作要领

做上述动作时，用力宜持续、缓慢、均匀，切忌骤起骤停，以局部肌肉有牵张、拉紧感为宜。

功效

1. 疏经通络、运行气血，缓解颈部疼痛等不适症状。
2. 松解颈部软组织粘连，缓解相应症状。
3. 调整颈椎椎间孔间隙，整复椎体和小关节错位。
4. 预防和缓解颈部肌肉劳损。

应用

1. 预防和缓解颈椎病症状或颈部软组织慢性劳损。
2. 预防和治疗因颈部不适引起的头晕、恶心、心慌等症状。
3. 预防和治疗落枕。

四 肩部自我保健操

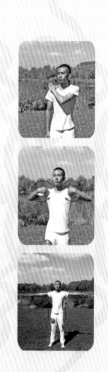

肩部操

【预备动作】

自然站立，双足分开，与肩等宽，双臂自然下垂，平视前方，自然呼吸，全身放松。

【单手摩肩】

左手置于右侧肩上，轻摩肩周1～2分钟，至肩部微有热感。同法操作对侧肩部

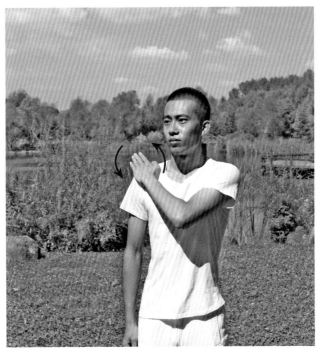

图4-1　单手摩肩

【左右旋肩】

　　将双手置于同侧胸肩部，以肩部为轴心，分别顺、逆时针各旋转上臂15～20周，旋转幅度可逐渐增大。

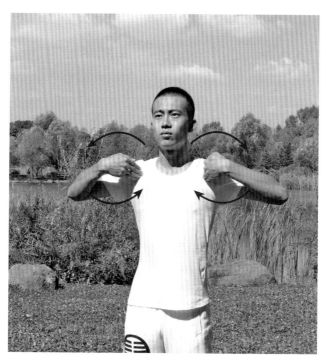

图4-2　左右旋肩

【外展双肩】

　　两臂自然下垂。吸气时两手臂缓慢向上抬起、平伸，掌心向下，呼气时缓慢放下。反复操作10～15次。

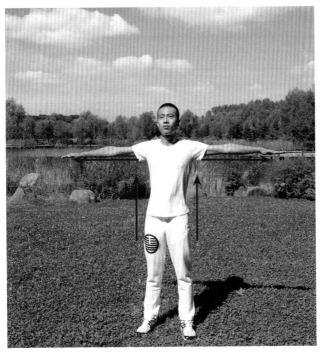

图4-3　外展双肩

❋【托肘内牵】

　　将右手搭于左肩上；左手托住右上肢屈曲的肘关节，并向左上方缓慢牵拉，至最大限度时停留10～15秒；反复操作8～10次。同法操作对侧肩肘部。

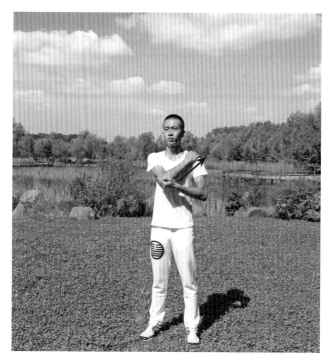

图4-4　托肘内牵

❀【手指爬墙】

　　面墙站立；手指做爬墙状自下而上逐步上移，直至手臂上举到最大限度。反复操作8～10次。

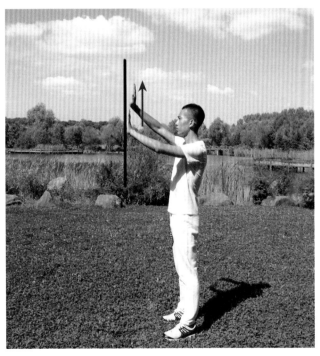

图4-5　手指爬墙

❀【体后拉手】

  自然站立；右臂内旋至后腰部；左手握住右手腕部，向左上方牵拉，至最大限度时停留10～15秒。反复操作8～10次。同法操作对侧。

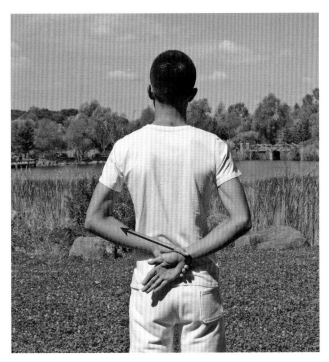

图4-6 体后拉手

❋ 【屈肘外旋】

　　背靠墙站立；双肘屈曲成直角，双手握拳，拳心向上；以上臂为轴，前臂缓慢向两侧旋转至最大限度，停留5～8秒；再缓慢恢复至起始位。如此反复操作8～10次。

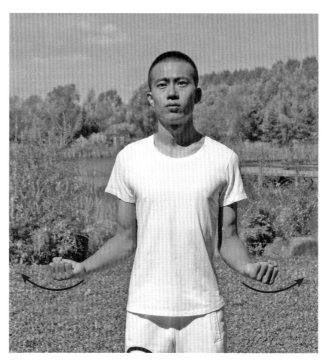

图4-7　屈肘外旋

【后伸双肩】

　　两臂自然下垂，掌心向后；吸气时双臂缓慢向后伸展至最大限度，呼气时缓慢恢复至起始位。反复操作10～15次。

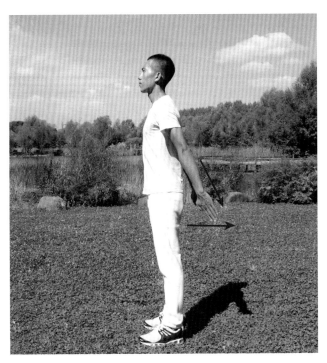

图4-8　后伸双肩

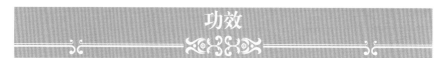

动作要领

做上述动作时，用力宜持续、缓慢、均匀，切忌骤起骤停，以局部肌肉有牵张、拉紧感为宜。

功效

1. 疏筋通络、运行气血，缓解肩部疼痛等不适症状。
2. 增强肌力、解除挛缩、滑利关节。
3. 缓解肩部肌肉紧张和痉挛，有利于肩关节活动。

应用

1. 各种原因所致的肩部肌肉损伤后期的康复锻炼。
2. 肩关节周围炎后期康复锻炼。
3. 颈肩综合征等引起的肩部疼痛等不适症状。

五

腰部自我保健操

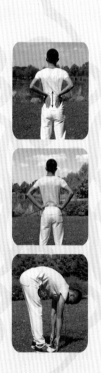

腰部操

❋·【预备动作】

自然站立，双足分开，与肩等宽，双臂自然下垂，平视前方，自然呼吸，全身放松。

❋·【温补肾气】

双手掌置于腰部两侧，上下搓擦至局部有温热感后，停留3～5秒。反复操作3～5次。

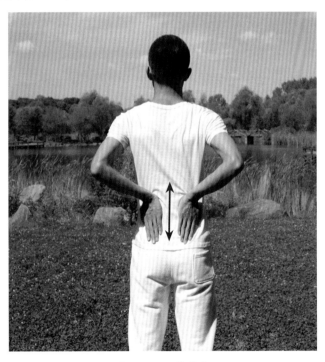

图5-1　温补肾气

【点按肾俞】

以双手拇指点按双侧肾俞穴，8～10次。

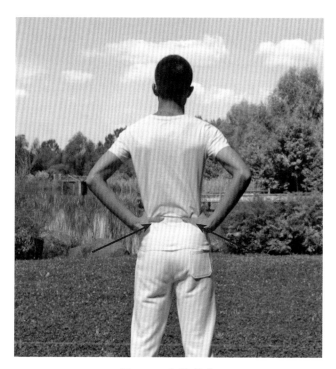

图5-2　点按肾俞

❊【俯腰触地】

双足分开与肩同宽，腰部缓慢前屈；同时双手指尖向足尖靠近，至最大限度后，停留3秒钟，再慢慢恢复至起始体位。反复操作5～8次。

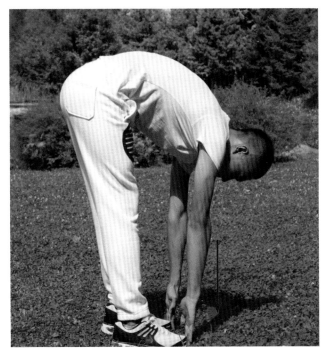

图5-3　俯腰触地

❧【腰部后伸】

双足分开与肩同宽，双手置于腰部，全身放松；腰部缓慢后伸至最大限度后，停留3秒，再慢慢恢复至起始体位。反复操作10次。

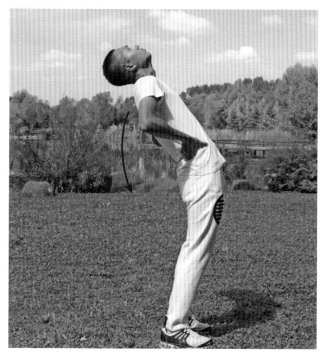

图5-4 腰部后伸

❋【左右旋腰】

　　双手叉腰，分别向左右两侧慢慢旋转腰部；然后慢慢恢复至起始位。反复操作10次。

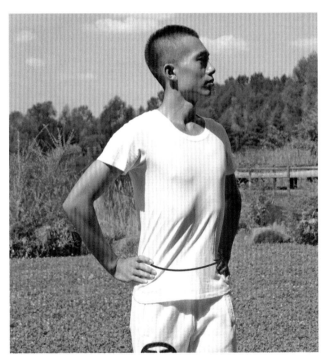

图5-5（1）　左旋腰

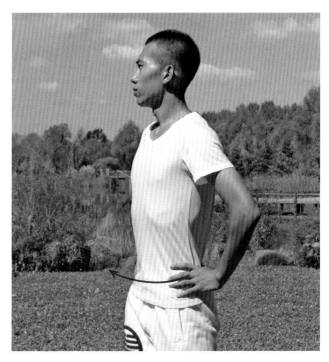

图5-5（2） 右旋腰

【 左右屈腰 】

　　双手叉腰，腰部向左侧屈曲至最大限度，慢慢恢复至直立位。反复操作5～8次。同法操作对侧。

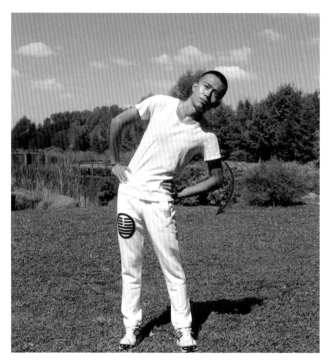

图5-6（1）　左屈腰

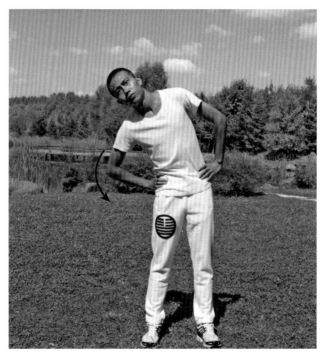

图5-6（2） 右屈腰

❋【屈膝压腰】

　　屈右膝，伸直左下肢，呈弓步；双手交叉置于右侧膝关节上部，下压腰部20秒；再慢慢回至原位。同法操作对侧，左右各重复10次。

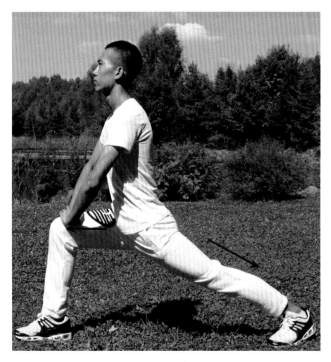

图5-7　屈膝压腰

【叩打腰部】

双手握空拳，以虎口侧轻轻叩打两侧腰部1～2分钟。

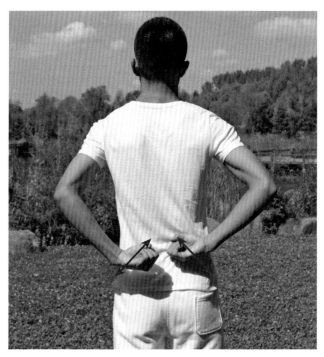

图5-8　叩打腰部

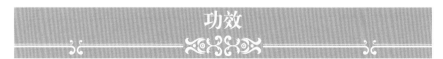

动作要领

做上述动作时，用力宜持续、缓慢、均匀，切忌骤起骤停，以局部肌肉有牵张、拉紧感为宜。

功效

1. 疏筋通络、运行气血，缓解腰部疼痛等不适症状。
2. 缓解腰部肌肉紧张和痉挛，有利于腰椎活动。
3. 调整腰椎间隙，扩大椎间孔，整复腰椎椎体和小关节错位。

应用

1. 腰部软组织损伤后期的康复锻炼。
2. 腰椎间盘突出症后期的康复锻炼。

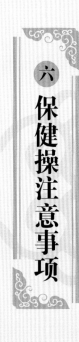

（六）

保健操注意事项

颈、肩、腰部保健方法有多种，各有所长。本套自我保健操是基于中医阴阳之理、经络学说和呼吸吐纳等理论，结合现代体育锻炼方法和传统武术套式，简化创编而成，以期达到防病、治病、健身的目的。

保健操的动作要严格按照规范进行，否则不但不能起到防治疾病和健身的作用，反而会导致一些损伤。所以做操时一定要注意以下几个方面：

环境适宜

环境适宜与否，直接影响保健操的锻炼效果。本套保健操是依据中医养生理论创编，讲究以心行气、以气运身，要求神意高度集中，以达松静空灵状态。所以环境适宜十分重要。最好在阳光充足、空气清新、地面平坦、环境幽静的室外或室内进行。

身心调和

调整身型　做操时，保持头面端正、身形和动作协调、舒松自然，以促进气血正常运行，有利于精神的安静和真气的生长。全身各部放松，便于动作的施展。如果身形不正，不仅会使动作变形，还会影响锻炼效果。

配合呼吸　做操时，呼吸应徐徐调匀，一呼一吸自然衔接，不要刻意屏住呼吸或拉长呼吸；腹式呼吸与胸腔呼吸相结合，锻炼时应使呼吸达到深、细、匀、长的状态。

意气守神　排除杂念，保持心静，专注做操。以适当速度进行锻炼，待动作娴熟后，逐渐在松静和缓中，感觉动作过程的内在神韵，做到以意导劲，劲发随心。

规范动作

①中正安舒，柔和缓慢：即身体保持舒松自然，不偏不倚。动作匀速和缓，切忌动作嵌顿，以免造成软组织拉伤。

②连贯协调，虚实分明：即动作要连绵不断，衔接和顺，处处分清虚实，重心保持稳定。

③轻灵沉着，刚柔相济：即每一动作都要灵活自如，不浮不僵，外柔内刚，发力完整，富有弹性。

④动中求静，动静结合：即做操时虽身体运动但内心安静，思想要集中于肢体动作。

运动适量

因人而异　本保健操依据中医养生理论创编，适合全民练习，但因个体差异，练习者应根据自己的具体情况，适量练习。

循序渐进　该保健操注重体悟，贪快贪多不利于体悟、修身，过度锻炼会导致体力不支，动作变形，甚至劳损。做操时，要掌握用力方向的度，用力大小的度，持续时间的度。

持之以恒

保健操练习是一个循序渐进的过程，需要持之以恒，不可半途而废。

自我纠正

在练习时，应多加观摩，相互学习交流，定期自我对照矫正，防止动作错误影响锻炼效果。

不适反应

　　做操时，一定要注意自身的异常变化，如果感觉不适，应立即结束锻炼，进行适当休息，严重者尽快去医院诊治。